CONTRIBUTION A L'ÉTUDE

DE

L'ANISOMÉTROPIE

PAR

Stéphane LEDUC

DOCTEUR EN MÉDECINE DE LA FACULTÉ DE PARIS

LICENCIÉ ÈS-SCIENCES PHYSIQUES

PARIS

ALPHONSE DERENNE

52, Boulevard Saint-Michel, 52

1883

CONTRIBUTION A L'ÉTUDE

DE

L'ANISOMÉTROPIE

PAR

Stéphane LEDUC

DOCTEUR EN MÉDECINE DE LA FACULTÉ DE PARIS

LICENCIÉ ÈS-SCIENCES PHYSIQUES

PARIS

ALPHONSE DERENNE

52, Boulevard Saint-Michel, 52

1883

A MON PRÉSIDENT DE THÈSE ET MON MAITRE

M. LE PROFESSEUR PANAS

A MES MAITRES DANS LES HOPITAUX

MM. TH. GALLARD ET TH. ANGER

CONTRIBUTION A L'ÉTUDE DE L'ANISOMÉTROPIE

INTRODUCTION

Pendant que nous étudiions les anomalies de la réfraction, à l'Hôtel-Dieu de Paris, dans le service de M. le professeur Panas ; nous avons reconnu que l'anisométropie était plus fréquente qu'on aurait pu le penser, en considérant le peu de place que lui accordent les auteurs parmi les troubles de la réfraction.

Cependant cette affection n'est pas sans gravité ; elle compromet souvent, et parfois rend impossible la vision binoculaire.

Le traitement de l'anisométropie présente des difficultés toutes spéciales, aussi ce chapitre est-il traité d'une façon contradictoire par les auteurs. Donders conseille de donner aux deux yeux le même verre, ce qui, comme le fait remarquer M. Giraud-Teulon, équivaut souvent à l'absence de toute intervention de l'art. Parmi les auteurs modernes, plusieurs finissent par conclure que : « le choix des verres correcteurs ne peut pas être soumis à des règles précises » (1), et que : « le patient sera, d'ailleurs, pour ce qui regarde

1. Abadie. *Traité des maladies des yeux*. Paris, 1877.

l'emploi de verres différents, le meilleur juge, il faudra se laisser guider par ses propres indications (1). »

Ces conclusions laissent le médecin dans le plus complet embarras; elles ne lui fournissent aucune indication, aucun renseignement sur la manière dont il devra procéder en présence d'un cas d'anisométropie.

Cet embarras, nous l'avons éprouvé la première fois que nous nous sommes trouvé en présence d'un malade dont les deux yeux n'avaient pas la même réfraction. Doit-on donner aux deux yeux les mêmes verres? Ces verres semblables doivent-ils corriger exactement le défaut de réfraction de l'un des yeux, ou être intermédiaires à ceux qui conviendraient à chaque œil? Quels sont les avantages, quels sont les inconvénients de chacune de ces manières de faire?

Toutes ces questions nous nous les sommes posées; nous avons consulté les auteurs, nous y avons trouvé des renseignements précieux; mais nous n'avons pas rencontré une méthode qui permît au médecin de reconnaître rapidement et sûrement quelle est la combinaison de verres la plus avantageuse au malade.

C'est alors que nous avons réfléchi, cherché cette méthode, et adopté une manière de faire qui nous a bien quelquefois, il est vrai, laissé dans l'incertitude, mais qui, dans la majorité des cas, nous a fait connaître d'une manière indubitable la combinaison de verres la plus favorable au malade.

C'est la marche que nous avons adoptée dans le choix

1. J. Masselon. *Examen fonctionnel de l'œil*. Paris, 1882.

des verres correcteurs de l'anisométropie que nous entreprenons de rapporter ici, en y ajoutant quelques-unes des observations recueillies par nous, observations choisies pour faire ressortir les avantages de la méthode que nous préconisons.

Nous indiquerons, en même temps, les principaux points de l'étude de l'anisométropie, dont la connaissance, d'ailleurs, est indispensable à l'intelligence de la partie de cette étude que nous traitons plus spécialement.

Nous ne nous dissimulons pas les imperfections de ce travail, mais ceux qui connaissent les difficultés du sujet que nous avons abordé, seront indulgents ; car, si comme le dit M. le Dr Landolt dans ses leçons sur le diagnostic des maladies des yeux : « Le chapitre de l'accommodation et de la réfraction de l'œil est généralement regardé comme le plus difficile, le plus obscur, et surtout le plus théorique de l'ophthalmologie », le traitement de l'anisométropie est bien une des parties les plus difficiles de ce chapitre. Nous adressons nos remerciements à M. le Dr Bacchi, chef de clinique adjoint à l'Hôtel-Dieu de Paris, qui a bien voulu nous communiquer, pour nos statistiques, les observations recueillies par lui.

HISTORIQUE

Donders paraît avoir, le premier, écrit sur l'inégale réfraction des deux yeux, dans son ouvrage sur les anomalies de la réfraction et de l'accommodation. Malheureusement la traduction de cet ouvrage par M. Monoyer est très abrégée, et ne contient rien sur le sujet spécial qui nous occupe.

Il nous a été impossible de nous procurer, non-seulement les écrits originaux de Donders, mais encore les traductions de ses ouvrages.

Les auteurs qui, depuis Donders, ont écrit sur l'anisométropie, se bornent presque tous à le citer. Cependant M. Kaiser, dans les *Archives d'ophthalmologie* de Graëfe, Arlt et Donders, en 1867 a publié une étude assez complète de la question ; M. Wecker, dans son traité pratique des maladies des yeux, et M. Giraud-Teulon dans le traité de Makenzie et dans son ouvrage sur la vision et ses anomalies, émettent des idées qui leur sont personnelles.

Nous indiquons, d'ailleurs, à chaque citation, la source où nous avons puisé.

VARIÉTÉ D'ANISOMÉTROPIE

On donne le nom d'anisométropie à l'inégalité du pouvoir réfringent de chaque œil.

Si, par exemple, les rayons parallèles vont se réunir en foyer sur la rétine d'un œil, tandis que dans l'autre leur foyer se forme en avant ou en arrière, il y a anisométropie.

Les différences de réfraction que l'on peut observer sont très variées ; ainsi un œil peut être emmétrope et l'autre myope ou hypermétrope, ou bien tous les deux myopes ou hypermétropes à des degrés différents.

L'un des yeux peut être astigmate et l'autre ne l'être pas, ou bien ils peuvent tous les deux être astigmates à des degrés différents : dans ce cas encore, il y a anisométropie dans le sens général du mot.

L'astigmatisme peut lui-même se combiner avec la myopie ou l'hypermétropie et donner naissance à un grand nombre de variétés d'anisométropie.

Enfin le malade peut être emmétrope pour la vision au loin, et anisométrope pour la vision des objets rapprochés : c'est ce qui a lieu, par exemple, lorsque chez un emmétrope survient une paralysie de l'accommodation d'un côté seulement.

L'inverse pourrait s'observer : un malade ayant un spasme de l'accommodation d'un seul côté, serait emmétrope pour la vision de près, et anisométrope pour la vision des objets éloignés.

ÉTIOLOGIE

Les causes de l'anisométropie se confondent avec celles des troubles de réfraction qui, par leurs combinaisons, produisent cette maladie, c'est-à-dire avec les causes de la myopie, de l'hypermétropie, de l'astigmatisme, de la paralysie de l'accommodation, du spasme des muscles accommodateurs, et même de la presbytie.

Les auteurs, depuis Donders, divisent cependant l'anisométropie en congénitale et acquise.

L'anisométropie congénitale reconnait pour cause l'inégalité des axes de chaque œil, les deux yeux sont asymétriques au point de vue de leurs longueurs, et cette malformation coïncide souvent avec une asymétrie faciale : « Du côté où la réfraction est la plus forte, c'est-à-dire où le globe est le plus long, l'orbite et le globe oculaire sont plus rapprochés de la ligne médiane et leurs bords plus proéminents (1). »

Réciproquement, les individus ayant une asymétrie faciale sont souvent anisométropes ; cette coïncidence n'a cependant rien d'absolu, et est sujette à de nombreuses exceptions.

L'astigmatisme, à des degrés différents pour chaque œil, constitue encore une variété d'anisométropie congénitale.

1. Giraud-Teulon. In supplément au traité pratique des maladies de l'œil de Makenzie, Testelin et Warlomont. Paris 1866.

Entre la variété congénitale et la variété acquise, se place une anisométropie intermédiaire ; acquise en ce qu'elle est apparue longtemps après la naissance ; congénitale, en ce qu'elle résulte d'une prédisposition héréditaire, et qu'elle s'observe chez tous, ou presque tous les membres d'une même famille. Telle est, par exemple, l'anisométropie que l'on observe chez les malades atteints de myopie progressive.

Parmi les variétés d'anisométropie acquise, une des plus intéressantes est celle qui résulte de l'opération de la cataracte d'un seul côté ; cette variété est en effet très fréquente, et comme elle rend la vision binoculaire impossible, elle donne lieu à la question suivante : Quelle conduite doit-on tenir à l'endroit d'un œil cataracté et opérable, quand l'autre œil est sain ; doit-on attendre indéfiniment la chute de ce dernier avant d'opérer le premier ? Cette question a été étudiée et discutée par de Graëfe, et l'éminent professeur était arrivé à cette conclusion que : « tout balancé, l'opération a de grands avantages et peu d'inconvénients pour la vision ; elle est donc toujours indiquée si l'on peut compter sur un résultat opératoire favorable. »

Il n'est pas indifférent en effet, comme le fait remarquer M. Giraud-Teulon (1), d'acquérir un plus large champ visuel, et de pouvoir empêcher la diminution de l'acuité visuelle par des exercices méthodiques, pour le cas où l'autre œil viendrait à manquer.

Toutes les différences de réfraction qui surviennent à la

1. La vision et ses anomalies. Paris 1881.

suite des maladies des yeux : staphylome postérieur, staphylome pellucide, abcès de la cornée, paralysie et spasme de l'accommodation etc., se rangent parmi les variétés d'anisométropie acquise.

FRÉQUENCE DE L'ANISOMÉTROPIE

Nous avons dit, dans l'introduction, que l'anisométropie était plus fréquente que ne le ferait supposer la place que lui accordent les auteurs : en effet, sur cent quatorze cas d'anomalies de la réfraction que nous avons relevés dans le service de M. le professeur Panas, il y en avait trente dans lesquels les deux yeux n'avaient pas la même réfraction, soit une proportion de plus d'un quart.

L'anisométropie s'observe donc fréquemment, contrairement à ce qui est indiqué par les auteurs.

La plupart des cas observés, il est vrai, ne présentent qu'une faible différence entre la réfraction des deux yeux ; mais, comme nous le verrons en étudiant le traitement c'est précisément dans ce cas qu'on peut le plus sûrement être utile au malade en augmentant son acuité visuelle ; or il est beaucoup de personnes pour lesquelles l'augmentation de l'acuité visuelle n'est point une chose indifférente, l'étude de l'anisométropie est donc, à cet égard, digne de l'intérêt du médecin.

MODE D'EMPLOI DES YEUX DONT LA RÉFRACTION DIFFÈRE

On classe sous trois chefs le mode d'emploi des yeux dont la réfraction diffère :

1° La vision binoculaire est possible.

2° La vision se fait alternativement avec les deux yeux.

3° La vision se fait avec exclusion d'un des yeux.

1° *Vision binoculaire*

La vision binoculaire est possible avec des yeux de réfraction différente ; on peut s'en rendre compte expérimentalement ; pour cela, on fixe le tableau de Snellen placé à cinq mètres de soi, puis, on place devant l'un des yeux un verre sphérique concave d'une demi dioptrie, la vision binoculaire se fait encore, et cependant la réfraction des yeux est différente ; on reconnaît que la vision est binoculaire, en plaçant devant l'œil libre un prisme à base inférieure, il se produit aussitôt de la diplopie.

Non seulement dans ces conditions, la vision se fait avec les deux yeux, mais cette vision binoculaire est plus agréable, plus avantageuse que la vision monoculaire, le champ visuel est plus étendu, l'appréciation des distances plus correcte, la sensation du relief des objets plus nette. En un mot, la vision se trouve améliorée par la participation des deux yeux ; la lecture est plus facile, comme si l'acuité visuelle était augmentée.

On peut faire la même expérience pour la vision de près : on remplacera alors le verre concave par un verre convexe, et l'échelle par le livre de Snellen. On constatera comme pour la vision de loin : 1° que la vision binoculaire est possible avec une certaine différence de réfraction entre les deux yeux ; 2° qu'elle est plus avantageuse que la vision monoculaire.

Si, fixant l'échelle de Snellen placée à cinq mètres, on met devant un œil, un verre convexe d'une demi dioptrie, cet œil donne isolément des images troubles et confuses : en faisant ensuite intervenir l'autre œil, sans verre, les images redeviennent nettes ; cependant les deux yeux participent à la vision comme il est facile de s'en convaincre ; les bords troubles des images diffuses ont disparu par la superposition des images nettes. Les images quoique nettes le sont cependant moins que lorsqu'on regarde avec les deux yeux sans interposition d'aucun verre ; l'interposition du verre convexe devant l'un des yeux trouble donc un peu la vision binoculaire.

Jusqu'à quelle limite la différence de réfraction entre les deux yeux permet-elle la vision binoculaire ? En d'autres termes, quelle est la différence de réfraction pour laquelle la vision binoculaire devient impossible ?

Déterminons d'abord, chez un emmétrope, quelle est la différence de réfraction, artificiellement créée, qui rend la vision binoculaire impossible. Pour cela, regardons le tableau de Snellen placé à six mètres, puis mettons successivement devant un œil les verres $0,50^D$, — $0,75^D$, — 1^D, — $1,25^D$, — $1,50^D$, — $1,75^D$, — 2^D, les faibles numéros donnent une vision binoculaire assez nette, à partir de 1,50 dioptries la vision se trouble ; le trouble de la vision binoculaire augmente jusqu'au verre de deux dioptries, puis il disparaît si on élève encore le numéro du verre, c'est qu'alors la vision cesse d'être binoculaire et devient monoculaire.

Ainsi lorsqu'on a établi artificiellement une différence de réfraction de deux dioptries entre deux yeux emmétropes, la vision cesse d'être binoculaire; mais la clinique nous apprend que chez les individus véritablement anisométropes, la vision binoculaire s'accomplit alors qu'il existe une différence beaucoup plus grande entre la réfraction des yeux : nous verrons, dans l'une de nos observations, la vision binoculaire s'effectuer malgré une différence de réfraction de quatre dioptries entre les deux yeux.

Si l'on répète cette expérience pour la vision de près, en remplaçant les verres concaves par des verres convexes, on trouve que la différence de réfraction pour laquelle la vision binoculaire devient impossible, s'étend jusqu'à deux dioptries et demie à trois dioptries.

Si, chez un anisométrope, on détermine séparément le punctum remotum et le punctum proximum de chaque œil, on constate que l'amplitude d'accommodation est généralement la même pour chacun des deux yeux.

Dans tous les cas, une partie au moins du parcours de l'accommodation d'un œil, tombe sur une partie de l'autre, et ces parties coïncidant, le punctum proximum de l'œil le moins réfringent est situé à une distance moindre que le punctum remotum de l'œil le plus réfringent; on conçoit que, dans ce cas, la vision binoculaire soit possible dans toute l'étendue de la coïncidence des deux parcours d'accommodation et même au delà et en deçà.

Comment se fait l'accommodation dans ces cas où l'état de la réfraction est notablement différent pour chaque œil? Dans ces cas, l'accommodation se fait de telle sorte, que l'un des yeux est mal adapté avec son congénère, car l'action accommodative est synergique et son égalité pour chaque œil reproduit pour le près la différence de réfraction existant déjà pour les rayons parallèles.

Dans ces conditions, l'œil qui, avec la moindre tension, procure les meilleures images, règle le degré d'accommodation. L'œil qui est bien accommodé a alors une image nette, et l'autre une image formée par des cercles de diffusion.

Pour les faibles degrés d'anisométropie, la vision binoculaire conserve cependant une netteté presque parfaite, ce qui provient, comme nous l'avons déjà dit, de ce que les bords de l'image diffuse s'effacent, disparaissent par la superposition de l'image que donne l'œil bien accommodé.

VISION ALTERNANTE

Dans le cas que nous venons d'étudier, la vision est aussi alternante, car nous avons vu la vision se faire surtout, par l'œil s'accommodant le mieux pour la distance à laquelle est placé l'objet, or, pour les grandes distances c'est l'œil le moins réfringent, pour les petites distances, c'est l'œil le plus réfringent ; mais, dans ce cas, la vision binoculaire simultanée est encore possible pour certaines distances, tandis que dans le cas que l'on désigne plus particulièrement sous le nom de vision alternante, la vision binoculaire simultanée est impossible. Dans ce cas on ne peut que se servir alternativement de chacun des yeux, ce qui présente encore de sérieux avantages ; en effet, on préserve ainsi un œil de l'amblyopie, et en outre les parcours d'accommodation s'ajoutant l'un à l'autre, l'individu voit aussi nettement les objets éloignés que les objets très rapprochés.

La vision se fait avec exclusion de l'un des yeux.

Dans ce cas l'œil exclu de la vision est dévié, soit en dedans, soit en dehors ; la déviation en dehors élargit le champ visuel et ne gêne pas l'œil sain, la déviation en dedans au contraire rétrécit le champ visuel, et en outre, le champ visuel de l'œil dévié empiétant notablement sur le champ visuel de l'œil sain, la vision de celui-ci se trouve gênée.

CONSÉQUENCES DE L'ANISOMÉTROPIE

L'anisométropie peut : 1° causer l'amblyopie par défaut d'usage ; 2° favoriser la déviation d'un œil chez un individu prédisposé ; 3° troubler la vision binoculaire et diminuer l'acuité visuelle.

1° L'anisométropie peut déterminer la production de l'amblyopie par défaut d'usage, comme le prouve l'observation suivante empruntée à M. Wecker.

Observation I

Madame L..., âgée de 40 ans, a un nombre considérable de maux auxquels elle attribue la décroissance rapide que sa vue a éprouvée depuis six mois.

« De l'œil droit, je n'ai jamais vu. » Il est fortement dévié en dehors. L'œil gauche montre M = 1 : 5 ; S = 10 : 70. La diminution de l'acuité visuelle résulte d'une choroïdite disséminée avec opacité du corps vitré. Un coup d'œil jeté avec l'ophthalmoscope dans l'œil droit, avec un verre 1/10, montre à quelque distance l'image renversée au fond de l'œil, qui présente une atrophie circulaire assez considérable, il en résulte que la myopie est bien plus forte de ce côté, et lorsqu'on rapproche le n° 1 à 2", elle lit, à son grand étonnement, ce caractère fin sans la moindre difficulté. « Elle n'avait jamais essayé cet œil à une courte distance. »

Sur cet œil M = 1 : 2,5 ; S = 10 : 40 et avec — 1 : 5 elle pouvait encore suffisamment bien lire. Pendant le traitement de l'œil gauche, on conseilla à la malade d'exercer prudemment le droit, soit sans verre, soit avec — 1/5, S s'accroît ainsi dans l'espace de quelques mois, jusqu'à 9 : 20, et l'œil droit était et est resté plus utile que le gauche.

Cette observation nous montre, qu'avec une myopie double à droite de ce qu'elle était à gauche, la malade a méconnu la valeur de l'œil droit ; et que la conséquence de l'exclusion de cet œil a été la production d'une amblyopie qui s'est rapidement améliorée sous l'influence d'exercices convenables.

2° L'anisométropie peut-elle favoriser la déviation d'un œil, et par cette déviation exclure cet œil de la vision binoculaire ?

Donders dit : « je n'ai jamais vu cette déviation produite par une différence de réfraction, il faut qu'il y ait impuissance visuelle et nullité d'avantage binoculaire. Pour peu que la vision binoculaire puisse avoir lieu, il n'y a jamais déviation. » M. Wecker dit : « J'ai accepté comme résultat de mes recherches, que jamais une différence de réfraction n'est la cause déterminante d'un strabisme : seulement elle n'empêche pas qu'il se produise. »

Soit, l'anisométropie n'est jamais la cause déterminante

d'un strabisme, mais n'est-elle point une cause prédisposante ?

Les recherches que nous avons entreprises, pour répondre à cette question, nous conduisent forcément à admettre que l'anisométropie prédispose au strabisme.

Nous avons vu précédemment que sur cent quatorze amétropes, nous avions trouvé un quart environ d'anisométropes. Or, sur vingt-six cas de strabisme relevés dans le service de M. le professeur Panas, nous avons trouvé quinze cas d'anisométropie, soit plus de la moitié. Dans dix d'entre eux, tous hypermétropes, c'est l'œil le plus amétrope qui est dévié. Dans les cinq autres cas, la différence d'acuité visuelle par suite de lésions du fond de l'œil, l'emporte sur celle résultant de la différence de réfraction.

Il est à remarquer aussi, que dans la plupart des cas où la réfraction est la même pour les deux yeux, il n'existe qu'un strabisme latent ou alternant.

Comme nous le disions en commençant, ces résultats nous obligent à admettre que l'anisométropie prédispose au strabisme. Nous sommes heureux de pouvoir appuyer notre opinion de l'autorité de M. le professeur Panas ; qui dans ses leçons sur le strabisme, publiées en 1873, dit : « l'inégalité de réfraction des deux yeux a été également invoquée comme cause de strabisme, mais ici encore une restriction devient nécessaire. Si un individu a un œil myope et un œil hypermétrope, et si l'un des muscles droits est en même temps affecté d'insuffisance, cet individu est prédisposé au strabisme. Il y a ce que de Graëfe a nommé le strabisme latent ou dynamique, et sous l'influence de l'inégale réfraction des deux yeux, ce strabisme latent pourra devenir apparent, ou permanent ou concomitant fixe. Nous donnons sous forme de tableau, la relation des vingt-six cas de strabisme sus-mentionnés.

N°ˢ	Œil dévié	Œ. D.		Œ. G.		Anisométropie.
		Amétropie	V	Amétropie	V	
1	St. latent	+ 4 D		+ 2 D		2 D
2	latent	+ 1,5	1	+ 1,5	1/5	0
3	latent	+ 3	3/5	+ 2,5	3	0,50
4	latent	+ 1	1/9	+ 1	1/9	0
5	latent	+ 1 D	1/4	+ 1	1/4	0 D
6	alternant	+ 4	1/4	+ 4	1/20	0
7	alternant	+ 1,5		+ 1,5		0
8	O. G.	+ 1,5	1	+ 3	1/4	1,5
9	O. D.	+ 3	2/5	+ 3	15/5	1
10	alternant	+ 5	3/4	+ 5	1/5	1
11	alternant	+ 3,5	4/5	+ 3,5	4/5	0
12	O. D.	+ 5	1/6	+ 2	2/5	3
13	O. D.	+ 4,5	1/3	+ 4,5	1/4	0
14	O. D.	+ 0,5	1/5	+ 0,5	1/5	0
15	O. D.	+ 6	1	+ 5	1/3	1
16	O. G.	+ 2,5	1/6	+ 3	1/2	0,5
17	O G.	— 2,5	4/9	— 2,5	1/9	0
18	O. D.	0	1	— 1	1/6	1
19	O. G.	+ 1,5		+ 1,5		0
20	O. G.	— 4		— 7		3
21	O. G.	— 1,6	4/5	+ 1	1/22	17
22	O. G.	+ 0	1	+ 2	1/4	2
23	O. G.	+ 1,2	1/5	+ 0,5	1/3	1,5
24	O. G.	+ 1		+ 3		2
25	O. G.	+ 1,5	1	+ 3	1/4	1,5
26	O. G.	+ 1,5	3/5	+ 1,5	1/3	0

3° L'anisométropie peut troubler la vision binoculaire et diminuer l'acuité visuelle. Donders l'exprime, pour ainsi dire dans ces lignes : « La vision binoculaire perd de sa valeur lorsque l'acuité de la vision de l'un des yeux est diminuée, soit que cet affaiblissement de la vue provienne de taches de la cornée, soit qu'il reconnaisse une cause congénitale qui, le plus souvent, est l'astigmatisme (1). »

Cet astigmatisme congénital affaiblissant la vision de l'un des yeux, c'est l'anisométropie par astigmatisme ; d'ailleurs il est évident que si l'affaiblissement de l'un des yeux est produit par un autre trouble de la réfraction, myopie, hypermétropie, etc., la vision binoculaire perdra encore de sa valeur. Enfin nos observations mettent le fait en évidence.

C'est maintenant le moment de donner les observations que nous avons recueillies, avant de passer à l'étude du traitement de l'affection que nous avons entrepris de décrire.

Observation II (personnelle).

Le jeune Mothay Auguste, employé aux écritures, se présente à la clinique le 6 janvier 1882.

Il a toujours été bien portant, et possède, dit-il, une très bonne vue. Depuis quelque temps, cependant, son travail le fatigue ; il éprouve un sentiment de tension dans les yeux, une sensation de cuisson sur le bord des paupières, enfin ses yeux sont devenus rouges, il lui semble avoir des graviers roulant sous les paupières.

A l'examen des yeux, on constate l'injection et la rougeur des conjonctives bulbaires et palpébrales des deux côtés, cependant la rougeur est peu considérable, ce n'est qu'une conjonctivite légère ; d'ailleurs, dans les deux yeux, la sclérotique, la cornée, la chambre

1. Donders. *Les anomalies de la réfraction de l'œil et leurs suites*. Trad. Monoyer. Paris, 1865.

antérieure, l'iris, la pupille, la face antérieure du cristallin, soigneusement examinés ne présentent rien d'anormal.

L'ophthalmoscope montre une transparence parfaite des milieux, et les yeux sont tout à fait sains.

L'examen de la réfraction nous donne les résultats :

O. D. V=2/3 sans verre.
V=1 avec + 0,D75.
O. G. V=1/2 sans verrs
V=1 avec 1,D75.

Nous avons donc affaire à un malade ayant à droite 0,75 et à gauche 1,75 dioptries d'hypermétropie manifeste.

Les deux yeux ouverts et sans verres, le patient lit seulement jusqu'au n° 9 du tableau de Snellen, avec deux verres de 0,75 dioptries, il lit plus facilement ce même n° 9, les lettres se détachent mieux, elles lui paraissent plus nettes et plus noires; en augmentant progressivement le n° du verre placé devant l'œil gauche la vision binoculaire devient de plus en plus facile, et lorsqu'on atteint une dioptrie et demie, le malade lit le n° 6; avec 1,75 il lit encore bien le n° 6 mais il préfère le n° 1,50.

Cette observation nous montre nettement : 1° l'influence de l'anisométropie sur la vision binoculaire et sur l'acuité visuelle. En effet l'acuité de la vision binoculaire, les deux yeux étant pourvus chacun d'un verre convexe de 0,75 D est 2/3, tandis que l'acuité visuelle de l'œil droit seul, avec le même verre, est 1 ; 2° l'avantage qu'il y a à corriger l'anisométropie, puisque, en procédant ainsi, nous élevons l'acuité visuelle de 2/3 à 1.

Observation III personnelle.

Charles Maehm, âgé de 50 ans, tailleur, se présente à la consul tation le 26 avril 1882.

Il a toujours été bien portant, seulement dès l'âge de 16 ans, il a été obligé de porter des verres convexes dont il a peu à peu augmenté le numéro ; en ce moment il porte des verres de cinq dioptries environ.

Malgré ces verres, dès qu'il veut lire ou se livrer à un travail appliqué, il éprouve une fatigue oculaire, les lettres se troublent, les yeux s'injectent de larmes et il est obligé de cesser son travail. Ces symptômes disparaissent quand il reste un jour ou deux sans s'appliquer, mais pour reparaître bientôt.

A l'examen on constate l'existence d'une conjonctivité légère des côtés, toutes les autres parties des yeux sont saines.

L'examen de la réfraction nous fournit les résultats suivants :

O. D. V = 1/3 sans verre
V = 2/3 avec + 6 D.
O. G. V = 1/2 sans verre
V = 2/3 avec + 4 D.

L'acuitié de la vision binoculaire, les deux yeux sans verres, est égale à 1/2. Lorsqu'on place devant chaque œil un verre sphérique de + 6 D., le malade lit bien le n° 12 du tableau de Snellen placé à 6 mètres, mais il ne peut lire le n° 9 ; il le lit très bien au contraire lorsque devant l'œil gauche on remplace le verre n° 6 par un verre de 5 dioptries ; si l'on remplace le n° 5 par le n° 4 la lecture du tableau est moins facile.

Ici ayant affaire à un hypermétrope de cinquante ans, qui est en même temps presbyte, et chez lequel on doit corriger entièrement l'hypermétropie manifeste, nous avons donné d'abord pour les deux verres semblables, le numéro qui corrige l'œil le plus hypermétrope puis, nous avons cherché ce que produisait la diminution du verre de l'œil gauche. Nous avons reconnu ainsi que la combinaison la plus avantageuse au malade, c'est-à-dire la plus favorable à la vision est O. D. + 6 D., O. G. + 5 D.

Cette observation nous montre encore comment l'œil gauche avec un verre de + 6 D., c'est-à-dire de 2 D. de plus que celui qui corrige la réfraction, gêne la vision de l'œil droit, et fait tomber l'acuité de la vision binoculaire à 1/2, tandis que celle de l'œil droit est égale à 2/3 dès que l'œil gauche est fermé.

Deux autres faits ressortent de cette observation : 1° l'avantage qui résulte, pour l'acuité de la vision binoculaire, de la correction au moins partielle de l'anisométropie puisque cette acuité s'élève 1/2 à 2/3 ; 2° L'inconvénient de corriger complètement une anisométropie un peu marquée, puisque dans ce cas une correction de deux dioptries trouble la vue et rend moins facile la lecture du tableau de Snellen.

Nous ferons remarquer dès maintenant, cependant, qu'en s'habituant progressivement, un malade peut trouver avantage à corriger une différence de réfraction plus considérable. Nous avons connu un médecin qui trouvait avantageux pour sa vision, de porter des verres différents entre eux de trois dioptries.

Observation IV (personnelle)

Leroy Amand-Victor, cordonnier, âgé de 62 ans, se présente à la clinique le 3 avril 1883.

Il ne présente dans ses antécédents rien de particulier qui mérite d'être rapporté ici. Il a pu se passer de verres jusqu'à l'âge de cinquante ans ; mais à cette époque de sa vie il fut contraint de prendre des lunettes pour travailler. Ses yeux, d'ailleurs, sont absolument sains.

L'examen de la réfraction nous fournit les résultats suivants ·

Vision au loin

O. G. V = 1/10 sans verre
V = 2/3 avec + 3 D.
O. G. V = 1/10 sans verre
V = 2/3 avec + 2,50.

Le malade lit le n° 1 du livre de Wecker à trente centimètres, avec + 6 D. pour l'œil gauche, et + 5,5 D. pour l'œil droit.

Si, pour déterminer l'acuité de la vision binoculaire, on place un verre de deux dioptries et demie devant chaque œil, le malade lit péniblement le n° 9 du tableau de Snellen placé à 6 mètres, tandis qu'il lit assez facilement le n° 6, en donnant un verre de + 3 D. à l'œil gauche, et un verre de + 2,5 à l'œil droit.

Cette observation nous montre quel avantage on peut trouver à corriger complètement les faibles degrés d'anisométropie, puisque la correction complète de l'anisométropie permet au patient de lire facilement le n° 6 de l'échelle de Snellen placée à 6 mètres ; ce qu'il ne peut faire, d'ailleurs, ni avec l'un, ni avec l'autre des deux yeux, alors même que leurs troubles de réfraction sont entièrement corrigés.

Cette observation nous montre, en outre, la supériorité de la vision binoculaire sur la vision monoculaire, même au point de vue de l'acuité visuelle.

Observation V (personnelle).

Marie Berton, âgée de 28 ans, couturière, se présente à la clinique le 7 mars 1882.

Elle n'a jamais très bien vu les objets éloignés ; elle reconnaît difficilement les personnes à une certaine distance, et n'a jamais pu lire facilement l'heure à un cadran un peu élevé. De près, au contraire, elle voyait très bien, et elle a pu, pendant dix ans, exercer sa profession de couturière sans être incommodée.

Depuis dix-huit mois, elle éprouve de la gêne, elle est obligée de rapprocher de plus en plus les objets, et en outre, lorsqu'elle se fatigue, elle éprouve dans le globe oculaire une sensation de plénitude qui va parfois jusqu'à la douleur ; son travail la fatigue rapidement, il lui est surtout pénible le soir à la lumière. Elle se plaint du passage continuel de corps flottants devant les yeux ; elle voit, parfois de son œil droit, des étincelles. La lecture est pénible et lui cause de la douleur, surtout dans l'angle interne de l'œil, les lettres tremblent.

Examen de l'œil droit : La conjonctive, la sclérotique, la cornée, la chambre antérieure, l'iris et la pupille ne présentent rien d'anormal ; les milieux de l'œil sont transparents. L'examen ophthalmoscopique montre l'existence dans l'œil droit d'un staphylome postérieur, entourant presque complètement la papille, mais plus large au côté interne de l'image; sa largeur, en ce point, est à peu près égale à la moitié de la largeur de la papille. Sur le pourtour du staphylome on observe des taches noires de pigment choroïdien.

Examen de l'œil gauche : la conjonctive, la sclérotique, la cornée, la chambre antérieure, l'iris, la pupille, la face antérieure du cristallin ne présentent rien d'anormal ; l'ophthalmoscope fait constater une transparence parfaite des milieux, et en outre l'existence d'un anneau blanchâtre à la partie interne de l'image de la papille, cet anneau a la forme d'un croissant, il est moins large que celui de l'œil droit, il est entouré comme lui de taches noirâtres de pigment choroïdien.

L'examen de la réfraction nous donne les résultats suivants :

O. D. V = 0 sans verre
V = 2/3 avec — 8 D.
O. G. V = 0 sans verre
V = 1 avec — 6 D.

L'échelle de Snellen étant placée à six mètres.

Nous avons donc affaire à un cas d'anisométropie, par suite de myopie progressive, avec scléro-choroïdite postérieure et asthénopie musculaire.

L'acuité visuelle, les deux yeux étant ouverts et pourvus chacun d'un verre de — 6 D., est égale à 2/3 ; dans ces conditions, la malade n'arrive pas à lire les plus fins caractères de l'échelle de Snellen ; l'œil droit gêne donc manifestement l'œil gauche. En remplaçant, devant l'œil droit, le verre de 6 D. par un verre de 7 D., la malade lit bien les petits caractères de l'échelle ; en augmentant encore d'une dioptrie, la malade lit encore le n° 6, mais « les lettres dansent, elles changent de grandeur à chaque instant. »

Evidemment, dans ce cas particulier, on ne doit pas corriger entièrement la myopie ; il faut avant tout, traiter la scléro-choroïdite, mais ce traitement sort du cadre que nous nous sommes tracé, voulant surtout faire ressortir les avantages et les inconvénients, pour la vision, du traitement de l'anisométropie.

Cependant nous avons comparé la combinaison O. G. — 5 D., O. D. — 6 D., avec 6 D. pour les deux yeux, et la malade a préféré la première combinaison comme lui donnant une vision si nette. Pour lire, la combinaison O. D. — 3 D. O. G. — 2 D. est celle qui donne le meilleur résultat. La malade lit le n° 1 du livre de Snellen.

Lorsque, plaçant un prisme à base inférieure devant l'œil gauche, nous approchons peu à peu de la malade un tableau sur lequel se trouve une raie noire horizontale, la raie est aperçue à une distance d'un mètre cinquante environ. Lorsqu'on place devant l'œil droit un écran opaque, la malade continue à voir la raie noire, mais lorsqu'on place l'écran devant l'œil gauche, la raie cesse d'être aperçue. En continuant à approcher le tableau, le trait noir devient plus net, puis à un mètre environ, un autre trait apparaît, moins net que le premier et placé au-dessous : la vision commence donc à devenir binoculaire, la vision reste binoculaire jusqu'à une distance très voisine des yeux. En répétant cette expérience en sens inverse, c'est-à-dire, en éloignant progressivement le tableau des yeux au lieu de le rapprocher, on obtient des résultats identiques.

Les deux yeux étant pourvus de verres de — 6 D, lorsqu'on place devant l'œil gauche un prisme à base inférieure, un trait horizontal placé à 6 mètres est vu simple ; en approchant le tableau progressivement, le trait n'est vu double qu'a une distance de 2m50 à 3 m. Au-delà de 3 mètres la vision est donc monoculaire, du moins pour les petits objets ; en plaçant devant l'œil droit un verre de — 7 D, le trait est vu double à toute distance, avec cette seule différence que le trait supérieur est plus noir que l'autre.

On pourrait croire, *à priori*, que la vision ne peut être binoculaire que du *punctum remotum* de l'œil le plus réfringent, au *punctum proximum* de l'œil le moins réfringent. En effet, la vision de l'un et de l'autre des yeux ne saurait être nette qu'entre ces deux limites, mais la vision binoculaire s'étend en réalité au-delà et en deçà, comme le prouve notre observation. Il n'est pas nécessaire que la vision de l'un des yeux puisse être absolument nette à une distance donnée, pour que cet œil participe à la vision binoculaire qui s'effectue sans cette condition.

Dans le cas qui nous occupe, la correction de l'anisomètropie a donc pour résultat, non-seulement d'améliorer la vision binoculaire et d'augmenter l'acuité visuelle, mais encore d'augmenter considérablement le champ de la vision binoculaire.

En résumé, cette observation nous montre : 1° la différence de réfraction, non corrigée, gênant la vision binoculaire, diminuant son acuité, et restreignant considérablement l'étendue du parcours où elle s'exerce ; 2° la correction partielle de cette différence de réfraction, avec un verre d'une dioptrie, faisant disparaître ou du moins atténuant considérablement ces mouvements.

Observation VI

Nous rapporterons ici l'observation d'un cas que nous avons pu suivre depuis plusieurs années.

Mme M..., dès sa jeunesse, était obligée de s'incliner sur sa table pour pouvoir lire et écrire ; cependant elle put arriver jusqu'à l'âge de 18 ans sans être obligée de se servir de verres. De 18 à 20 ans elle abusa de ses yeux en faisant des lectures prolongées, la tête très inclinée en avant, avec un mauvais éclairage ; aussi sa vue s'altéra-t-elle rapidement.

Elle alla alors consulter un ophthalmologiste, qui diagnostiqua une forte myopie avec scléro-choroïdite postérieure, et prescrivit le repos complet des yeux. Une ventouse de Heurteloup appliquée à la nuque tous les soirs, verres bombés et fumés pour sortir au soleil, enfin verres concaves pour voir au loin avec recommandation de s'en servir le moins possible.

Depuis cette époque Mme M..., tout en prenant plus de précaution, a cependant continué à se livrer à des lectures prolongées. Aussi la myopie a-t-elle progressé.

Il y a dix-huit mois nous avons, pour la première fois, déterminé l'état de la réfraction, nous avons trouvé alors :

O. G. V = 0 sans verre
V = 2/3 avec — 14 D.
O. D. V = 0 sans verre
V = 1 avec — 7 D.

Le tableau de Snellen étant placé à 6 mètres

De près O. G. lit le n° 0,5 du livre de Snellen à 0m,08 environ; O. D. lit le même n° à une distance de 0,12 à 0,15.

L'examen ophthalmoscopique montre des yeux en bien meilleur état qu'on aurait pu l'espérer, étant donné le degré de myopie.

Les larges plaques atrophiques, dites staphylomes postérieurs, n'existent pas, c'est à peine si sur le pourtour de la papille, on observe quelques petites taches blanches cerclées par du pigment choroïdien; ces taches qui s'observent à peine dans l'œil droit sont un peu plus nombreuses dans l'œil gauche. Dans les deux yeux, les papilles sont rouges, congestionnées, ce qui concorde avec l'état irritable de la rétine.

Depuis l'époque de cet examen la lecture est devenue de plus en plus pénible; dès que la malade s'y applique, elle éprouve dans les yeux une fatigue, une tension douloureuse très pénible. Les symptômes d'asthénopie musculaire ne sont pas très marqués, ce qui tient probablement à ce que la vision n'est presque jamais binoculaire, cependant la malade s'était trouvée bien pendant quelque temps de deux prismes n° 2 à bases internes, mais les symptômes pénibles qui s'étaient atténués sous l'influences des prismes, n'ont pas tardé à reparaître avec toute leur intensité.

La détermination dé l'acuité visuelle et la mesure de la réfraction faites de temps en temps, nous montrent la myopie restant stationnaire et l'acuité visuelle diminuant à gauche, tandis qu'à droite la myopie progresse et l'acuité visuelle reste intacte.

Si nous recherchons la cause de cette différence, nous voyons l'œil gauche, ne participant pas à la vision des objets éloignés, ne faire que des efforts d'accommodation peu énergiques; il se fatigue moins que l'œil droit, d'où l'état stationnaire de la myopie; mais, comme en même temps, cet œil ne s'exerce pas, il en résulte une diminution de l'acuité visuelle. L'œil droit, au contraire, est continuellement en fonction, et comme conséquence, conservation de l'acuité visuelle, mais aussi, efforts d'accommodation plus énergiques, fatigue plus grande et progression de la myopie.

La détermination, à l'image droite, du degré de myopie, a démontré l'absence de spasme de l'accommodation.

L'examen de la réfraction et de l'acuité visuelle pratiqué en février 1883, donne les résultats suivants :

O. G. V = 0 sans verre
V = 1/3 avec — 14 D.
O. D. V = 0 sans verres
V = 1 avec — 9 D.

L'échelle de Snellen étant placée à 6 mètres.

Les deux yeux étant ouverts.
V = 1/18 sans verre à 2 mètres.
V = 1 avec — 9 D. pour chaque œil.

O. G. lit le n° 0,5 de Snellen sans verre à 7 à 8 centimètres.

O. D. lit le même n° sans verre à 12 à 15 centimètres.

Lorsqu'on augmente le verre de l'œil gauche, il arrive un moment où cet œil participe à la vision, comme l'indique un prisme, placé devant l'œil droit, en produisant la diplopie ; mais l'œil gauche en participant à la vision ne l'améliore pas, au contraire elle devient pénible, c'est qu'alors la différence entre la grandeur des images de l'œil droit et celle des images de l'œil gauche est trop considérable. Dans ces conditions le malade distingue une lettre, puis cette lettre change de dimension, les lettres sont alternativement grandes et petites, elles tremblent, la lecture devient impossible.

En plaçant devant l'œil droit un prisme à base inférieure, puis en rapprochant et en éloignant successivement un trait noir, on constate que la vision binoculaire ne se fait que sur un très petit parcours, 10 centimètres environ ; de 15 à 25 centimètres de l'œil.

Nous pouvions prévoir d'avance ce résultat : en effet, le *punctum remotum* de l'œil gauche est à environ $0^m,075$ du point nodal antérieur ; celui de l'œil droit à $0^m,11$. L'amplitude d'accommodation de l'œil droit ne dépassant pas quatre dioptries, son punctum proximum ne saurait être plus près que 0m,075 ; par conséquent, il n'y a pas superposition des parcours d'accommodation, et le champ de la vision binoculaire doit être très restreint.

D'ailleurs, à cause de la synergie de l'accommodation, la différence de réfraction entre les deux yeux persiste pour une distance quelconque, et trouble un peu la vision binoculaire. C'est ce qu'indique l'expérience faite avec le prisme, lorsque la malade voit deux traits, le supérieur est net et noir, l'inférieur, trouble et gris.

Ainsi donc, dans ce cas, la vision binoculaire n'existe pas pour ainsi dire, la malade ne se sert que de son œil gauche.

N'existe-t-il donc pas, dans ce cas, un traitement à prescrire, répondant aux indications fournies par la réfraction, indépendamment de la sclèro-choroïdite ? Ce traitement existe. Nous examinerons au chapitre traitement, les indications du cas et les moyens d'y satisfaire.

Observation VII (personnelle)

M. L..., étudiant en médecine, âgé de 28 ans, porte des verres différents. L'examen de sa réfraction, pratiqué avec soin, nous donne les résultats suivants :

O. D. Sans verre. V = 2/3.
Avec — 0,075 D cyl. A. h. V = 1.

O. G. Sans verre. V = 1/3.
Avec — 2 D cyl. A incl. à 15° sur l'horizontale de haut en bas, de dehors en dedans. V = 1.

Nous avons donc affaire à une anisométropie astigmatique, et l'astigmatisme est congénital, car M. L... n'a aucun antécédent pathologique, et n'a jamais eu une meilleure acuité visuelle que celle qu'il possède aujourd'hui. Il n'existe pas d'asymétrie faciale.

L'acuité déterminée, les deux yeux étant ouverts et sans verres, est égale à 1/2. Les deux yeux ouverts et pourvus chacun d'un verre cylindrique concave, les axes disposés comme il est indiqué plus haut, V = 2/3 ; enfin les deux yeux étant ouverts et pourvus, O D d'un verre cyl. concave de 0,75 de dioptrie A. H, et O G d'un verre de — 2 D cyl. A à 15°, l'acuité de la vision binoculaire devient égale à 1.

Les yeux sont parfaitement sains d'ailleurs.

Dans ce cas, lorsque nous faisons regarder le tableau de Snellen placé à 6 mètres, avec les deux yeux ouverts, tous deux participent à la vision, car si nous plaçons un prisme à base inférieure devant l'œil droit, il se produit de la diplopie.

La mesure de l'acuité visuelle, les deux yeux étant ouverts, nous montre que la participation de l'œil gauche à l'acte visuel, diminue l'acuité de la vision, qui avec l'œil droit seul était de 2/3 et qui tombe à 1/2 par l'intervention de l'œil gauche; l'acuité visuelle se relève à 2/3 en plaçant devant chaque œil un cylindre concave de — 0,75 D. En plaçant ensuite devant l'œil gauche un verre de plus en plus fort, on constate que l'acuité se relève, et lorsqu'on a atteint — 1,75 D. cyl. le malade distingue les caractères les plus fins de l'échelle de Snellen, il les distingue encore avec — 2 D. cyl. à gauche, mais la vision est plus pénible qu'avec la combinaison précédente.

Cette observation nous montre : 1° comment la différence de réfraction entre les deux yeux fait baisser l'acuité de la vision binoculaire ; 2° quel intérêt il y a, au point de vue de l'acuité de la vision, à corriger la différence de réfraction.

OBSERVATION VIII (Personnelle).

M. B..., étudiant en médecine, n'a aucun antécédent pathologique; la différence de réfraction de ses deux yeux est selon toute probabilité congénitale, il n'a pas d'asymétrie faciale apparente.

L'examen de la réfraction nous donne les résultats suivants :

O. D. V = 1/2 sans verre
V = 2/3 avec + 0,75 sph. + 0,75 cyl. Avat

O. G. V = 1/6 sans verre
V = 2/3 avec — 3,50 D.

Les deux yeux ouverts.
V = 1/2 sans verres
V = 2/3 avec l'anisométropie corrigée.

Dans ce cas, la vision binoculaire ne s'exerce que sur un petit parcours. Un prisme à base inférieure, placé devant l'œil droit, ne donne de diplopie que dans l'espace compris entre 0 mèt. 25 et 2 mètres des yeux. En effet le parcours d'accommodation de l'œil gauche est très restreint, il ne s'étend que de 14 à 29 centimètres; le punctum proximum de l'œil droit est à plus de 0, mèt. 30 de l'œil; les deux parcours ne se superposent donc pas, aussi M. B... n'emploie-t-il jamais la vision binoculaire; il se sert de l'œil droit pour la vision des objets éloignés, et de l'œil gauche pour la vision des objets rapprochés. Son parcours d'accommodation s'étend de + l'infini jusqu'à 15 centimètres des yeux, et son amplitude totale d'accommodation dépasse 8 dioptries.

Nous verrons au chapitre traitement quelles sont les indications de ce cas.

TRAITEMENT

Dans un cas quelconque d'anisométropie, la connaissance de l'acuité visuelle et du verre, qui corrige l'amétropie de chaque œil, est insuffisante pour prescrire au malade des verres convenables.

Sans doute, dans quelques cas déterminés, on pourrait, à l'aide des règles que nous allons essayer de formuler, se contenter de connaître le verre qui convient à chaque œil. Mais il est toujours préférable d'essayer successivement les combinaisons qui peuvent être prescrites, afin de choisir, en toute connaissance de cause, la plus favorable à la vision.

Pour essayer toutes les combinaisons possibles dans un cas donné, il faut suivre une méthode ; et c'est cette méthode que nous allons exposer. On commencera, bien entendu, par déterminer l'acuité visuelle et l'amétropie de chaque œil ; on sera, dès lors, à peu près renseigné sur l'existence et l'étendue de la vision binoculaire.

Si la vision binoculaire n'existe pas, comme dans l'observation VI, ou si elle n'a qu'une très petite étendue, observation VIII, on ne cherchera pas à corriger l'anisométropie. En effet, dans ce cas, la différence de réfraction dépasse quatre dioptries, la correction totale est impossible et la correction partielle ne saurait qu'être défavorable à l'acuité de la vision binoculaire. Le seul avantage qu'on aurait, dans ce cas, à la correction de l'anisométropie, serait de rétablir ou d'étendre la vision binoculaire, afin de prévenir la déviation de l'un des yeux ; mais le malade n'est pas fatalement menacé de strabisme, et cet avantage problématique ne saurait compenser la gêne que produirait la correction, même partielle, de l'anisométropie. Nous verrons plus loin ce qui doit être fait dans ce cas.

1° La vision binoculaire existe.

Si la vision binoculaire existe, on commencera par corriger partiellement l'amétropie avec deux verres semblables, du n° qui corrige l'œil le plus amétrope si l'on a affaire à un hypermétrope, l'œil le moins amétrope si l'on a affaire à un myope ; enfin, si un œil est myope et l'autre hypermétrope, on ne corrigera rien.

On déterminera ensuite : 1° l'acuité visuelle les deux yeux étant ouverts ;

2° L'étendue de la vision binoculaire.

Pour déterminer l'étendue de la vision binoculaire, on placera devant l'un des yeux, celui qui a la meilleure acuité usuelle, un prisme à base inférieure, puis on fera regarder avec les deux yeux un trait noir horizontal placé à six mètres ; à cette distance, ce trait sera vu simple toutes les fois qu'il existe une différence de réfraction un peu considérable entre les deux yeux. On rapprochera lentement ce trait du malade, et bientôt il sera vu double, le nouveau trait apparaissant au-dessus du premier ; c'est qu'alors la vision commence à être binoculaire. On éloigne et on rapproche successivement le tableau, de façon à bien déterminer le point éloigné pour lequel la vision devient binoculaire ; puis on continue à approcher le tableau du patient, à un certain endroit, un des traits disparait, la vision redevient monoculaire ; on détermine exactement ce point, en procédant comme pour le point le plus éloigné, la distance des deux points mesure l'étendue dans laquelle s'exerce la vision binoculaire.

En répétant cette détermination, après avoir corrigé l'aisométropie, on se rendra compte de ce qu'on a gagné pour la vision binoculaire.

On pourrait croire *à priori*, que la vision binoculaire ne s'exerce que sur l'étendue dans laquelle les parcours d'accommodation des deux yeux coïncident, c'est ce qu'indiquent les auteurs ; l'application de la méthode ci-dessus décrite, prouve qu'il n'en est pas ainsi. Pour que la vision binoculaire s'exerce, il n'est pas nécessaire que les deux yeux soient accommodés pour le même point, car, si cette condition était indispensable, la vision binoculaire ne pourrait exister lorsqu'il y a une différence de réfraction entre les deux yeux, la synergie des muscles accommodateurs maintenant invariable cette différence de réfraction. La vision binoculaire pouvant se faire sans que les deux yeux soient exactement accommodés pour le même point, on conçoit bien que la vision binoculaire s'étende au delà et en deçà des points où cesse la coincidence des parcours d'accommodation de chaque œil. C'est donc seulement en procédant comme nous l'indiquons qu'on se rendra exactement compte de l'étendue de la vision binoculaire.

Cela fait, on corrigera progressivement l'anisométropie, en augmentant le n° du verre de l'œil le plus amétrope dans le cas de myopie ; en diminuant le n° du verre de l'œil le moins amétrope dans le cas d'hypermétropie, en donnant un verre convexe pour un œil et concave pour l'autre, dans le cas d'un œil hypermétrope avec l'autre myope. Après chaque changement de verre, on invitera le patient à lire les caractères du tableau de Snellen placé à six mètres ; la vision s'améliorera, en général, tant qu'on n'aura pas atteint une différence d'une dioptrie à une dioptrie et demie, alors même que la différence de réfraction entre les deux yeux atteindrait trois dioptries ; on arrivera ainsi très facilement à déterminer la combinaison la plus agréable au malade et la plus favorable à l'acuité de la vision.

La raison pour laquelle, chez les hypermétropes, nous procédons de l'œil le plus amétrope à l'œil le moins amétrope, et chez les myopes de l'œil le moins à l'œil le plus amétrope, est que, chez les hypermétropes, il y a le plus souvent intérêt à prescrire un verre un peu plus fort que celui qui corrige exactement l'hypermétropie manifeste, tandis que chez les myopes c'est le contraire.

Telle est la marche qui devra être suivie toutes les fois que la vision binoculaire est assez étendue ; elle conduira sûrement, nous le répétons, à la combinaison la plus favorable à la vision. Il est évident que dans la prescription des verres, le médecin devra tenir compte des autres indications, par exemple de celles fournies par une scléro-choroïdite postérieure. Mais la discussion des indications particulières ne saurait trouver place ici.

La marche à suivre est évidemment la même dans le cas d'anisométropie par astigmatisme.

Nos observations II, IV et VII montrent que dans le cas où la différence de réfraction ne dépasse pas une dioptrie et quart à une dioptrie et demie, on a intérêt à la corriger complètement, ou presque complètement. Les observations III et V nous montrent que lorsque la différence de réfraction est plus considérable, on ne peut la corriger complètement, mais on a encore avantage, au point de vue de l'étendue et de l'acuité de la vision binoculaire, à la corriger partiellement, en prescrivant des verres différant entre eux d'une dioptrie à une dioptrie et demie.

Nous n'avons rapporté qu'un petit nombre d'observations des principales variétés d'anisométropie qu'il nous a été donné d'observer ; des observations plus nombreuses n'auraient été que la répétition de celles que nous publions, car les résultats que nous a donnés le traitement ont été constants dans tous les cas que nous avons examinés.

Pourquoi donc ne peut-on pas corriger l'anisométropie à tous les degrés? Parce que les points nodaux des lentilles dont nous nous servons ne coïncidant pas avec les points nodaux du système réfringent de l'œil, ce système est changé par l'addition de la lentille, les points nodaux sont déplacés, et comme conséquence la grandeur des images est changée. Si donc on place devant chaque œil une lentille différente, on aura deux images de dimensions différentes ; s'il n'existe qu'une petite différence entre la grandeur de deux images, ces deux images se superposent et le malade n'a pas conscience de leur différence de grandeur ; mais si la différence est plus considérable, la vision devient de plus en plus pénible, puis impossible.

Pour nous rendre compte de ce qu'éprouve un anisométrope, lorsqu'on corrige complètement la différence de réfraction nous avons placé dans le stéréoscope des lettres de grandeurs différentes, nous avons vu ces lettres se superposer quand il n'y avait entre elles qu'une petite différence de grandeur, mais dès que cette différence était un peu considérable, nous éprouvions pour la lecture toutes les difficultés qu'accusent les anisométropes à un fort degré dont on a corrigé l'anisométropie.

Il existe cependant un moyen de corriger complètement des différences de réfraction de deux et même de trois dioptries : ce moyen consiste dans l'emploi de verres périscopiques, c'est-à-dire de lentilles dont les points nodaux sont en dehors de la lentille elle-même, de lentilles concavo-convexes en d'autres termes; en tournant la convexité d'un des verres et la concavité de l'autre vers les yeux on peut arriver, tout en corrigeant l'amétropie, à obtenir des images de même dimension dans chaque œil.

Nous n'avons pas eu l'occasion d'essayer ces verres, mais ils méritent assurément de l'être chez les gens qui tiennent à avoir une bonne acuité visuelle.

Nous dirons un mot, pour l'éliminer, d'une manière de faire qui ne nous a jamais donné que de mauvais résultats, et qui consiste à prescrire deux verres semblables d'un numéro intermédiaire à ceux qui corrigent l'amétropie de chaque œil. On comprend que ce procédé ne soit pas avantageux, car aucun œil n'a le verre qui lui convient, cependant l'un des yeux accommode et l'anisométropie persiste tout entière.

M. Wecker dit « dans le cas ou un œil a son acuité visuelle diminuée, par un leucome par exemple, la combinaison précédente est avantageuse » ; on pourra donc l'essayer dans ce cas, quant à nous, nous n'avons pas eu l'occasion de vérifier le fait.

2° *Vision alternante.*

Observations VI et VIII. — Le traitement consiste à recommander au malade de bien exercer ses deux yeux, afin d'éviter l'amblyopie par défaut d'usage; on favorisera la vision en prescrivant à chaque œil le verre qui lui convient, c'est ainsi que dans le cas de l'observation VIII on prescrira un verre de 7 ou 8 dioptries, monté sur une surface à main à l'œil droit pour voir au loin, et un verre de 8 ou 10 dioptries à l'œil gauche pour lire, si la lecture peut être permise à cet œil. Dans le cas de l'observation VIII, on prescrirait + 0,75 dioptries sphér + 0.75 dioptries cyl A vert à l'œil droit pour voir au loin et on recommanderait de faire usage de l'œil gauche sans verre pour la lecture.

Dans ce cas on doit surveiller les yeux au point de vue du strabisme, dont est plus particulièrement menacé le malade ; au premier indice de déviation, on recommandera des exercices méthodiques destinés à combattre la tendance au strabisme.

3° *Vision monoculaire, l'un des yeux est dévié.*

La déviation en dehors est moins fâcheuse que la déviation en dedans, la première agrandit le champ total de la vision, tandis que la seconde le rétrécit, et en outre, l'œil dévié gêne parfois la vision de l'autre. La première indication, dans ce cas, est d'exercer alternativement les deux yeux en les faisant participer successivement à la vision afin d'éviter l'amblyopie.

La seconde indication consiste à rétablir s'il y a lieu la vision binoculaire, ce qui ne peut s'obtenir qu'en pratiquant la ténotomie.

Nous nous rallions entièrement, quant à ce qui concerne l'opportunité de la ténotomie, à ce que dit à ce sujet **M.** Giraud-Teulon dans son livre sur la vision et ses anomalies : « La correction d'un strabisme, en dehors d'un objet purement esthétique, ne doit être tentée que dans les cas ou la vision binoculaire peut être restituée, et encore avec la certitude de ne pas amener une insuffisance de nature à produire une myopie.

On n'oubliera pas à cet égard que la strabisme externe franc est une des voies naturelles de guérison de l'asthénopie musculaire, ou un préservatif contre la myopie progressive.

Dans de tels cas il y a donc lieu de le respecter, d'autant plus que la vision peut alors s'établir comme fonction bilatérale : l'un des yeux servant à la vision de loin, l'autre à la vision rapprochée.

Nous ne parlons ici que de la déviation en dehors ; car, pour le maintien de la vision bilatérale, il faut que les deux yeux jouissent de la vision centrale.

CONCLUSIONS

1° L'anisométropie est une affection commune; elle s'observe chez plus du quart des gens présentant des troubles de réfraction.

2° Elle compromet la vision binoculaire.

3° Elle peut déterminer l'amblyopie d'un œil par défaut d'usage.

4° Elle prédispose au strabisme.

5° Elle mérite donc d'être traitée.

6° Lorsque la différence de réfraction ne dépasse pas une dioptrie et demie, on aura le plus souvent avantage à la corriger complètement.

7° Si la différence de réfraction dépasse une dioptrie et demie, et si la vision binoculaire existe, on aura avantage à corriger partiellement cette différence de réfraction.

8° Dans le cas de vision alternante, on devra s'appliquer à prévenir l'amblyopie et le strabisme.

9° Dans le cas de vision monoculaire, on s'attachera encore à prévenir l'amblyopie, et, en outre, on rétablira la vision binoculaire s'il y a avantage.

10° Dans tous les cas, on devra suivre, dans l'examen de la réfraction, la marche méthodique que nous avons indiquée et qui conduira à la combinaison de verres la plus avantageuse à la vision.

Imp. A. Derenne, Mayenne. — Paris, boul. Saint-Michel, 52.

www.ingramcontent.com/pod-product-compliance
Lightning Source LLC
LaVergne TN
LVHW012015160826
845678LV00002B/853